AF468926

LE VISAGE
ET
Les Soins à lui donner

LE MASSAGE DU VISAGE
Système RÉCAMIER
l'ART DE RAJEUNIR
& d'Embellir

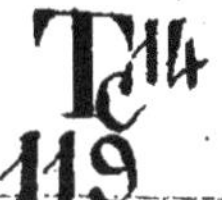

PARFUMERIE RÉCAMIER
61, Rue des Petits Champs, PARIS

IMP. CAMIS PARIS

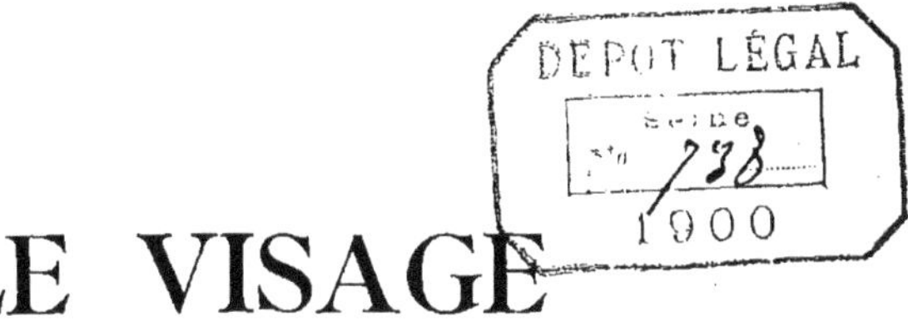

LE VISAGE

ET

LES SOINS A LUI DONNER

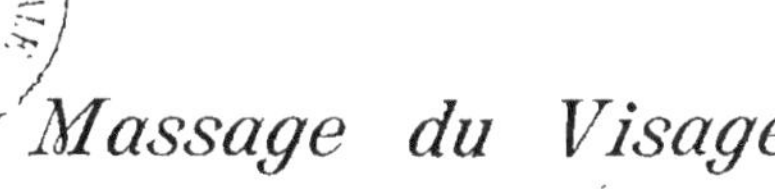

Le Massage du Visage

" RÉCAMIER "

d'après le célèbre système

H. SIMONS

Rédigé par le Prof. Dr Bergman

LA

PARFUMERIE "RÉCAMIER"

L'Art de Rajeunir et d'Embellir

Éditeurs : PARFUMERIE "RÉCAMIER"

61, Rue des Petits-Champs, 61 — PARIS

AVANT-PROPOS

Nous nous occuperons tout spécialement dans cet opuscule, des moyens rationnels, basés sur les découvertes scientifiques modernes, pour l'entretien de la Beauté.

Nous mettrons à la portée de nos lecteurs une méthode toute particulière, reconnue la plus efficace, fruit de patientes recherches et résultat d'une longue expérience.

Fort des marques d'approbation qui nous ont été données de tous côtés, et notamment par la haute aristocratie (voir les Références à la fin du livre), nous nous efforcerons de continuer notre Œuvre en lui donnant la plus grande publicité.

LES EDITEURS

MADAME RÉCAMIER

Née Jeanne-Françoise-Julie-Adelaïde BERNARD

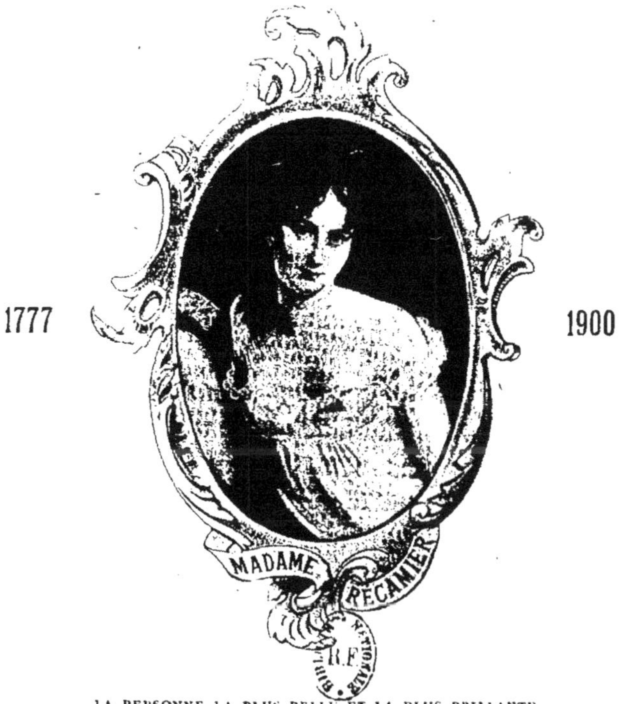

LA PERSONNE LA PLUS BELLE ET LA PLUS BRILLANTE
DE SON TEMPS

(Mme de Staël)

MASSAGE ET PARFUMERIE RÉCAMIER

Spécialités sans rivales pour les soins de la Toilette des Dames

---

Si nous avons donné à notre Institut le nom de la célèbre Beauté du Directoire, si tous nos produits en portent le nom et le portrait, c'est que nous n'aurions su prendre plus gracieuse et plus réelle dénomination, car nos méthodes, nos procédés et nos cosmétiques peuvent, employés d'une façon consciencieuse et rationnelle, donner cette beauté, ce teint éblouissant, cette grâce de toute la personne qui firent la réputation de Madame Récamier.

DE LA BEAUTÉ

Et des soins qu'elle nécessite

Par le Professeur Dr BERGMAN

INTRODUCTION

Beauté et Or : voilà les deux pôles entre lesquels se meut l'axe du monde. Il est vrai que l'or n'est qu'un mal nécessaire ; la Beauté, au contraire, est un bonheur indispensable. Les joyaux de la *prima donna* attirent seulement les regards, et font naître l'envie ; sa Beauté, quand elle n'est pas artificielle, excite l'admiration et l'enthousiasme.

Poètes, peintres, sculpteurs, musiciens de tous les âges et de toutes les époques, n'avez-vous pas consacré la plus grande part de vos œuvres, et la meilleure au culte de la Beauté ?

La Beauté féminine a renversé des trônes, fait crouler des empires : elle a transformé des héros en lâches et des lâches en héros : pour elle, on a foulé aux pieds les lois les plus sacrées et de l'État et de la Société.

Puisque la Beauté a tant d'empire, exerce une telle fascination sur les hommes, comment les femmes ne la considéreraient-elles pas comme le bien suprême ? Dites à une femme qu'elle a de l'esprit : elle haussera les épaules. Dites-lui finement qu'elle est belle : un éclair de plaisir brillera dans ses yeux. Marie-Thérèse, cette sage et grande impératrice, tomba en pâmoison devant son miroir, lorsqu'elle vit son visage naguère si beau, ravagé par la petite vérole.

Heureuse la femme qui a reçu ce don céleste en partage. Mais « **les Dieux n'ont pas donné tout à tous** »: peu ont été douées d'une éclatante Beauté et ces rares femmes savent combien vite cette fleur se fane.

Il s'ensuit naturellement qu'on a recours aux soins de la Beauté et aux moyens pour la conserver, moyens dont l'usage remonte à la plus haute antiquité.

On doit malheureusement avouer que ces pratiques n'ont pas suivi la marche universelle du progrès moderne, car le domaine de la Beauté a été jusqu'à présent très négligé par ceux que leur profession appellaient à cette tâche, les médecins.

Aussi, en aucune matière, le charlatanisme n'a-t-il été organisé sur une aussi vaste échelle. Étonnante est la désinvolture avec laquelle on escompte l'aveugle crédulité du public et la fausse honte qui oblige au silence ceux qui sont tombés dans le panneau. On prône des moyens universels qui doivent comme par enchantement corriger les défauts les plus divers et qui, presque toujours, sont sans aucun effet. C'est tout simplement lamentable !

Il faudrait que le public eût plus de confiance en sa propre sagesse : il existe réellement de bons moyens pour entretenir la Beauté. Grâce à eux on conservera longtemps l'éclat et la fraîcheur de la jeunesse.

Les personnes affligées d'une peau rugueuse, dartreuse ou reluisante, celles qui considèrent avec désespoir leur teint blafard ou couperosé peuvent acquérir le velouté, le léger incarnat de la pêche mûre. Les roses de la jeunesse peuvent refleurir sur les joues grises et flétries avant l'âge. Les points noirs, les taches de rousseur, les poils follets, les grains de beauté, placés malheureusement ou de dimensions exagérées disparaissent. Plus de rides ! On les prévient ou on les supprime.

Cela ne vaut-il pas, Mesdames la seule peine de vouloir ?

Il est regrettable que le monde féminin ignore les méthodes rationnelles, grâce auxquelles on parvient à tous ces résultats.

On devrait s'efforcer de les connaître.

Ces moyens ne sont ni mystérieux, ni prodigieux.

Il suffit de vouloir les comprendre.

Il va de soi qu'on ne pourra se mettre au courant de toutes ces questions qu'en lisant le livre qui les traite. Reposant sur les données et sur les découvertes scientifiques des temps modernes, il expose à la lectrice et aussi au lecteur les conditions et les sources de la Beauté ainsi que ses défauts. Il indique différentes méthodes, cosmétiques, techniques et physiologiques pour entretenir la Beauté et pour combattre les atteintes à la Beauté qui, soit comme don fatal de la nature ou triste apanage de l'époque, déparent le visage.

Je crois qu'un livre si pratique et si universellement indispensable manquait jusqu'à présent.

Les ouvrages, traités précédemment par les seules personnes autorisées, les médecins, s'isolaient presque toujours dans le domaine des maladies de peau ou égaraien le lecteur dans le dédale des théories creuses.

Pour remédier à cet état de choses, j'ai écrit ce livre intitulé : *« Le Visage » et les soins à lui donner,* livre à l'usage des deux sexes auxquels il enseigne les moyens d'entretenir et d'augmenter la Beauté du visage et du corps.

Professeur Dr BERGMAN.

(Conseiller médical pour les soins et l'entretien de la Beauté.)

A l'égard des Dames se servant de nos Produits, le secret professionnel est observé dans toute sa rigueur.

Le Visage et les soins à lui donner

CHAPITRE I

QU'EST-CE QU'UN BEAU VISAGE ?

Ce n'est pas seulement celui qui est remarquable par la finesse des traits, la grâce des lignes et des contours. Le charme principal du visage féminin, c'est l'éclat du teint, une peau fraîche où circule un sang vif et jeune. Chaque visage ne peut être beau en lui-même, *mais tout visage peut et doit être soigné comme il faut.*

Il est donc nécessaire que la peau accomplisse toutes ses fonctions et que *par des soins constants*, elle conserve sa porosité, sa finesse, sa souplesse, lesquelles sont entretenues par les petits globules de graisse placés sous l'épiderme, entourant les muscles, surtout dans le voisinage des joues et de la bouche.

Le teint est et reste pour toute femme la base de la beauté. Mesdames, ayez un teint clair et des dents blanches et la beauté vous est acquise.

CHAPITRE II

LE VISAGE FÉMININ SELON LES RÈGLES DE L'ART

L'esthétique a fait et établi des règles de beauté, s'appuyant surtout sur les Antiques. Rien, il faut l'avouer, n'est plus relatif et, je le répète, la beauté naturelle, si rare, si complète soit-elle, n'est rien sans les soins qui l'entretiennent et la conservent.

Nous allons cependant donner quelques règles générales, une théorie rapide, pouvant éclairer nos lecteurs sur les défauts et les qualités de leur visage.

Le visage doit être ovale. Le front, ni trop haut, ni trop étroit, ne doit pas saillir d'une façon exagérée. Les **yeux,** quelle que soit leur couleur, doivent être bien ouverts et surtout ne pas être trop ressortis hors de l'orbite. **Les sourcils,** élégamment courbés, ne se rencontreront pas, cette circonstance donnant une expression virile au visage féminin.

Le nez ne joue pas un grand rôle dans la physionomie. Ses formes varient à l'infini. Il vaut mieux l'avoir un peu mince que trop épais et charnu. Malheureusement, cet appendice peut être affligé des plus terribles désagréments, effets désastreux dans le plus joli visage. Couleur rouge, parfois violente, boutons, tannes, comédons.

Nous tenons cependant à déclarer que rien n'est plus facile que d'y remédier. Notre système de massage s'applique très bien au traitement du nez. Quantité de clientes pourraient en témoigner. Assurément, on ne peut changer l'ossature, mais *la chair est plus docile qu'on ne croit.*

La bouche est l'interprète de l'esprit et du cœur. Les lèvres doivent décrire une courbe élégante et surtout être très rouges et très tendues. Rien n'est plus laid que des lèvres pâles et fanées. Avec notre méthode, vous aurez toujours la bouche fraîche et vermeille, charme et apanage de la jeunesse.

Le double menton n'est jamais beau. Evitez-le, Mesdames, il trahit l'approche de la quarantaine.

Rien de plus facile du reste.

Il ne faut pas avoir les joues pleines et potelées des bébés, ce qui est un charme dans l'enfance devient légèrement ridicule pour une jeune femme.

Les pommettes trop saillantes sont tout aussi peu jolies. Mais, le comble de la laideur, ce sont les joues ternes, affaissées et flasques; on ne les rencontre que trop souvent, même chez les jeunes femmes. Une maladie prolongée, une fatigante grossesse, l'abus des veilles et des fards peuvent produire ces tristes résultats.

Recourez au massage, il y remédiera en très peu de temps.

L'oreille doit être ovale, légèrement courbée et avoir un lobule arrondi vers le haut.

Mondaines, qui vous décolletez volontiers, soignez votre cou. Veillez à ce qu'il soit bien en chair, arrondi, qu'il ne s'épaississe ni ne s'empâte; surveillez la moindre ride, la plus petite tache.

L'Art dentaire mérite toute notre reconnaissance; grâce à lui, il n'est plus permis d'avoir une denture incomplète ou défectueuse.

Des dents blanches, que découvre un gracieux sourire, sont d'un charme inestimable dans un visage féminin.

Un visage, si ravagé soit-il, par l'âge ou par la maladie, reprendra grâce à notre méthode, la fraîcheur et l'éclat des jeunes années.

Il est clair qu'on ne peut cacher la vieillesse naturelle, mais il est pourtant facile d'en atténuer les effets. A plus forte raison, notre système combattra et éloignera les signes d'une vieillesse prématurée.

Le public ne connaît le résultat de nos travaux que depuis l'automne 1894, et déjà, l'on a observé fréquemment que de nombreuses dames étaient d'une fraîcheur surprenante; on a surtout fait cette remarque chez des dames d'un certain âge, et l'on s'est demandé dans quelle fontaine de Jouvence elles s'étaient plongées. *Des soins assidus suffisent seuls à opérer ce miracle.*

Le massage est un moyen si efficace, si merveilleux, qu'il n'en faut pas plus pour expliquer la chose.

(Extrait du *Conseiller Médical*, pour les soins et l'entretien de la Beauté.)

CHAPITRE III

LE MASSAGE DU VISAGE

La médecine a depuis longtemps prouvé ce que l'on peut obtenir par le massage. *Pourquoi le visage n'en ressentirait-il pas les bons effets si l'application en est faite avec justesse et d'après un système qui est le fruit de longues et pénibles etudes?*

Que ceux qui persistent à douter s'abstiennent. Ceux qui, au contraire, voudront bien essayer avec confiance seront certainement aussi étonnés et aussi satisfaits des résultats obtenus que les milliers d'autres qui ont jusqu'à ce jour expérimenté notre méthode.

Le monde médical lui-même s'intéresse à notre découverte, et les sommités de la science sont venues nous rendre visite pour s'en rendre compte. Nous leur avons exposé nos théories : leurs propres visages nous ont servi de champ d'expérience. Ils ont pu constater que notre massage était véritablement scientifique et conforme aux lois de l'anatomie. *Ils ont reconnu notre système juste et devant forcément amener de bons résultats.*

Plusieurs nous ont adressé des malades et quelques-uns leur propre femme.

Dans cet opuscule, nous ne voulons pas faire de vaine réclame. Nous laissons cela aux charlatans. Notre but est de faire comprendre aux dames du monde élégant la véritable manière de traiter efficacement la beauté. Assurément, le massage n'est pas une invention nouvelle : il s'est pratiqué chez les Anciens; les Grecs et les Romains en faisaient usage. Aujourd'hui, masseurs et masseuses se font dans les journaux une réclame colossale, embellie de promesses superbes. Nous n'insisterons nullement sur le danger et les inconvénients qu'il peut y avoir à se mettre en rapport avec des personnes de professions parfois suspectes. Nous nous écarterions de notre but pour tomber dans le domaine du roman-feuilleton et des faits divers. Nous nous contenterons donc d'attirer l'attention de nos aimables lectrices sur quelques-uns *des mille inconvénients du massage par les mains*.

Vous vous adressez à un masseur ou à une masseuse : vous avez d'abord l'ennui de lui montrer les défauts, les accidents que vous cachez à tous; voilà donc votre pudeur et votre amour propre en jeu; de plus, le masseur, la masseuse, ne sont pas tenus au secret professionnel. Ils ont d'autres clients, de vos amis, de vos connaissances, peut-être : indiscrétions possibles.

Il est vrai que pour obtenir de bons résultats, on ferait volontiers fi de toutes ces considérations.

Mais, le massage par les mains, s'il réussit parfois, ses effets sont de courte durée; et, au lieu de faire une cure, on ne fait qu'aggraver le mal.

Il est bien facile de comprendre que la main, si

douce, si habile soit-elle, ne peut avoir le poli et le mouvement régulier d'un appareil créé spécialement pour le massage, sans parler de la manière quelque peu répugnante dont se pratique le massage manuel. Par le frottement, la peau s'échauffe, une transpiration légère se produit, ce qui est forcément désagréable pour la personne massée.

Autre considération.

Ces séances, quand elles sont répétées, finissent par devenir très chères ; puis, on a à se conformer aux heures de ces messieurs et dames. Tout cela, pour arriver, en somme, à un médiocre résultat.

Le Massage Récamier, avec ses appareils inédits, est toujours à votre portée et ne manquera jamais d'exercer ses effets bienfaisants.

A l'égard des Dames se servant de nos Produits, le secret professionnel est observé dans toute sa rigueur.

CHAPITRE IV

MÉFIEZ-VOUS DU MASSAGE A ÉLECTRICITÉ

Nous ne pouvons assez avertir nos aimables lectrices, de se méfier de ce nouvel emploi de l'électricité, dans le traitement du massage du visage. Le courant électrique est, ou beaucoup trop fort pour les tissus sensibles de l'épiderme du visage, ou beaucoup trop faible pour *remédier* aux maux.

Les parties où le massage est exigé sont de différente sensibilité (par exemple les yeux et le menton, ou les tempes et le cou), et donc ils exigeraient des courants électriques toujours variables d'un moment à l'autre, selon le mouvement fait avec l'appareil de massage. Cela est impossible à contrôler! Il se produira des surexcitations très dangereuses à certains points, qui, certainement laisseront des traces ineffaçables.

Voyez, au contraire, l'avantage d'avoir chez vous le jeu complet de nos appareils de massage : commodité sécurité, propreté, économie, et, ce qui résume et emporte tout, succès rapide et infaillible.

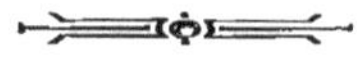

LES APPAREILS pour le MASSAGE FACIAL

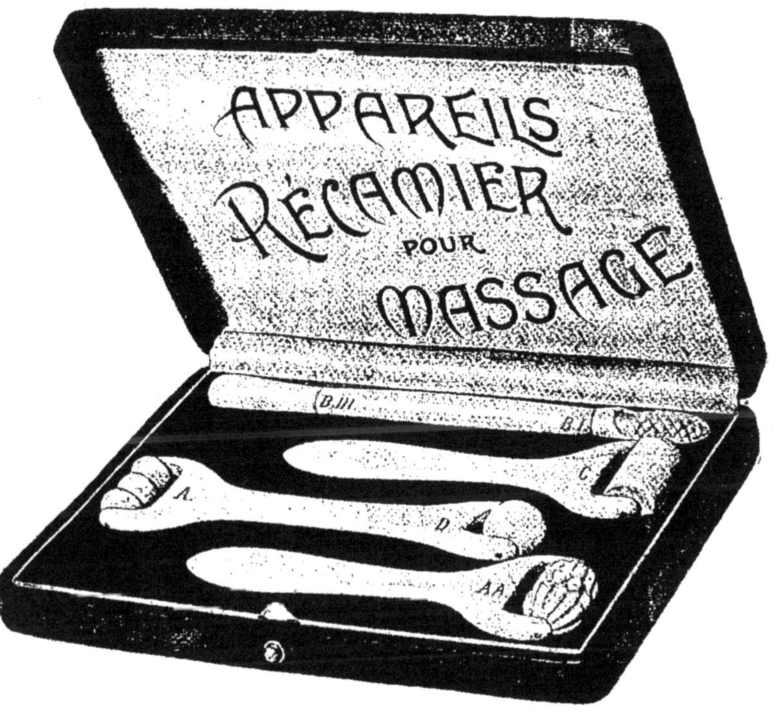

SYSTÈME BREVETÉ S. G. D. G.
(Marque déposée)

LES
APPAREILS POUR LE MASSAGE RÉCAMIER

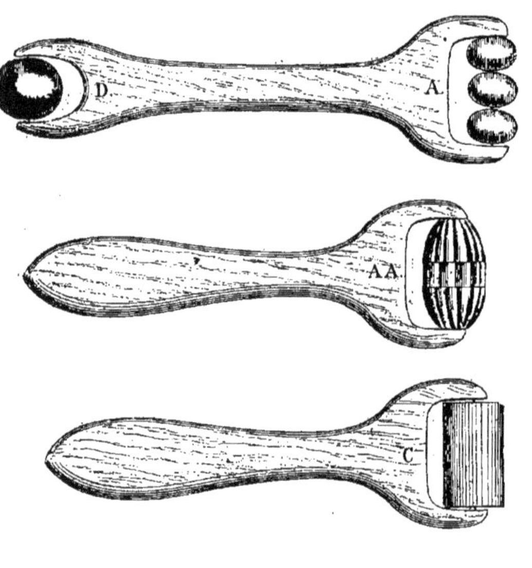

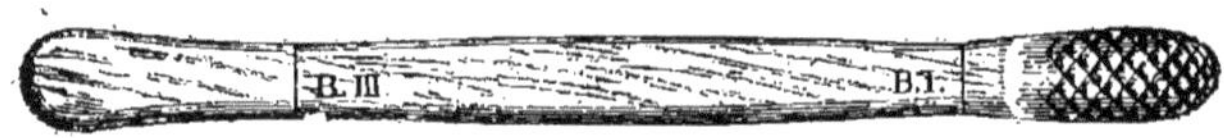

BREVETÉ S. G. D. G.
(DÉPOSÉ)

CHAPITRE V

MODE D'EMPLOI ET RÉSULTATS

Ces appareils de massage sont le plus simple, le plus commode et le plus efficace des moyens pour conserver et augmenter la beauté du visage.

Le principal de ces appareils, qu'un long et légitime succès a consacré, est composé de roulettes cylindriques qui favorisent l'alimentation de la peau, régularisent la circulation du sang, renforcent les nerfs épuisés, calment les nerfs surexités. Bref, ce massage protège le visage contre les mille et une circonstances qui journellement peuvent y causer maints ravages.

APPAREIL D

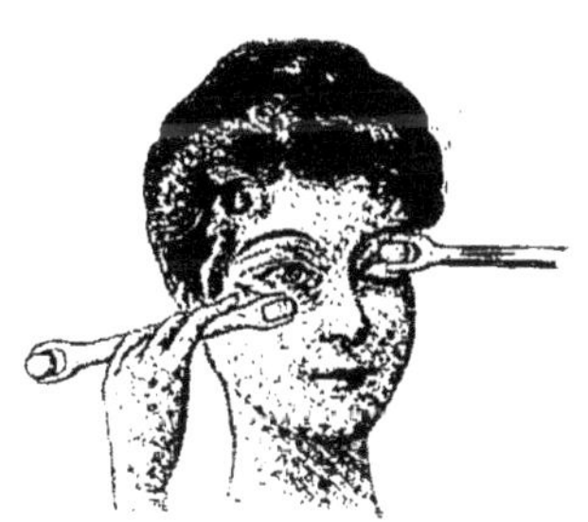

Fig. 26

Ces appareils cylindriques vont jouer ici un rôle capital. Les mouvements doivent être exécutés rapidement. On appuie sur la peau de façon qu'elle blanchisse d'abord, pour prendre ensuite une jolie teinte rose. On passe de quinze à vingt fois sur toutes les parties qui doivent être massées.

Une séance complète de massage dure de vingt à vingt-cinq minutes, de façon à user de chaque appareil pendant quatre à cinq minutes. On peut se masser chaque jour ou tous les deux jours, le matin ou le soir, après s'être lavé, ou après avoir pris un bain de vapeur facial (page 31).

Qu'on en use seulement une seule fois; on sera aussitôt convaincu de l'excellence des résultats.

Le massage du visage avec la main, produisant des effets contraires à ceux qu'on se propose, l'usage des boules et des petits cylindres a été reconnu indispensable par tous ceux qui voulaient réellement arriver à un but.

Il est nécessaire, avant le massage (quel que soit l'appareil dont on se serve) d'enduire le visage d'un corps gras. Nous recommandons comme corps gras, d'une inocuité absolue et d'une qualité incomparable la Crème Récamier (1). Cette substance qui nourrit et donne de l'élasticité, de la souplesse au tissu dermique, est introduite dans les pores, dans les rides, par le bâton, les boules ou les cylindres de massage que l'on doit promener sur toutes les parties enduites en décrivant des courbes.

On doit masser toutes les parties du visage aussi bien verticalement — de bas en haut — qu'horizontalement, de droite à gauche ou de gauche à droite. Il faut appuyer particulièrement sur les parties ridées.

---

(1) *Voir* notre appendice *Les soins de la Peau*

APPAREIL. B

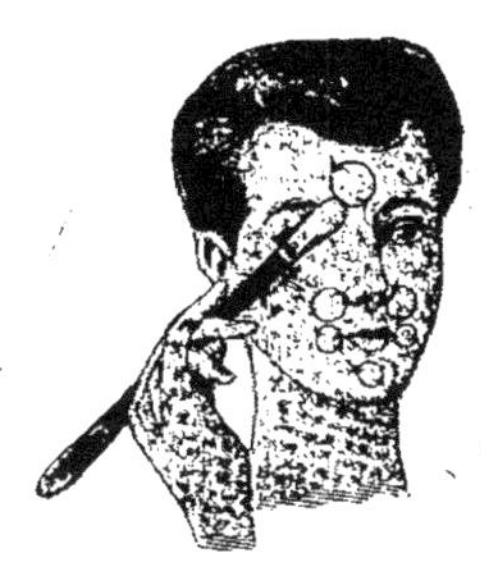

Fig. 1

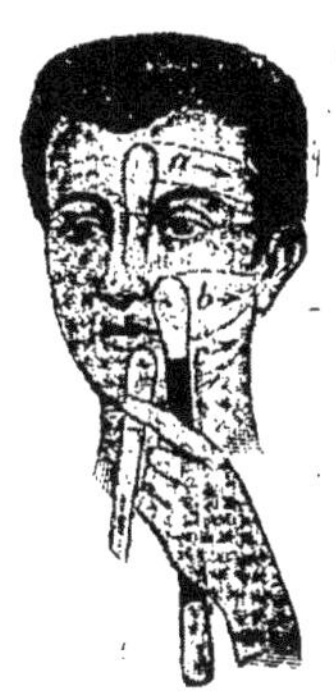

F

Le bâton est promené d'abord le long de chaque ride, puis il revient en ligne verticale d'une ride à l'autre.

On décrit d'abord avec l'extrémité B I du bâton B des cercles sur les différentes parties du visage *(fig. 1)*, puis on frotte ces différentes parties à l'aide de l'extrémité arrondie du même bâton B III *(fig. 2)*.

Quand on se sert de la Crème Récamier pour le massage, il est très avantageux d'appliquer le corps gras avec le bout B I du bâton B en décrivant des petits cercles sur les parties à masser.

A l'égard des Dames se servant de nos Produits, le secret professionnel est observé dans toute sa rigueur.

APPAREILS A & AA

Avis Important : *La double flèche signifie qu'il faut promener l'appareil de çà et de là, la flèche simple indique la direction unique dans laquelle la pression doit s'exercer.*

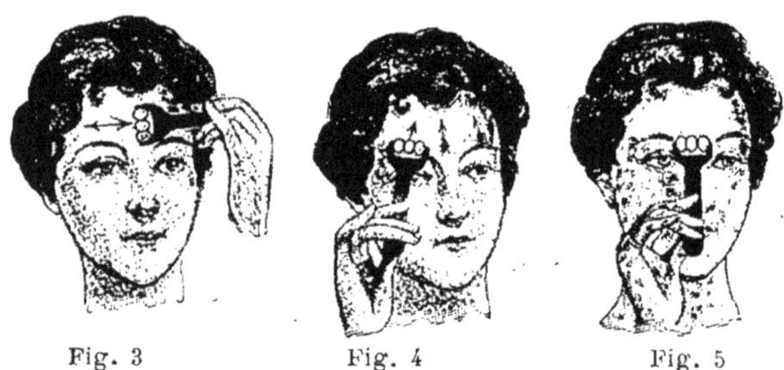

Fig. 3 Fig. 4 Fig. 5

Fig. 3. — Masser *le front* à partir du milieu, à droite et à gauche.

Fig. 4. — Masser *le front* de bas en haut.

Fig. 5. — Masser *le front* au-dessus du nez entre les sourcils, d'abord de bas en haut, puis de droite à gauche et retour.

Avis important : *Ces mouvements faits, on les répète avec l'appareil à vibration A A.*

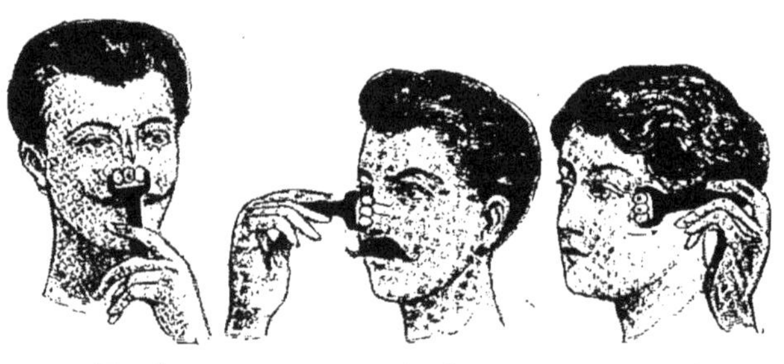

Fig. 6 Fig. 7 Fig. 8

Fig. 6. — Masser *le nez*, passes légères et courtes.

Fig. 7. — Masser *les narines*, seulement de la pointe vers la joue.

Fig. 8. — Masser *les tempes* vers les pattes d'oie en commençant au coin des yeux.

Avis important : *Ces mouvements faits, on les répète avec l'appareil à vibration AA.*

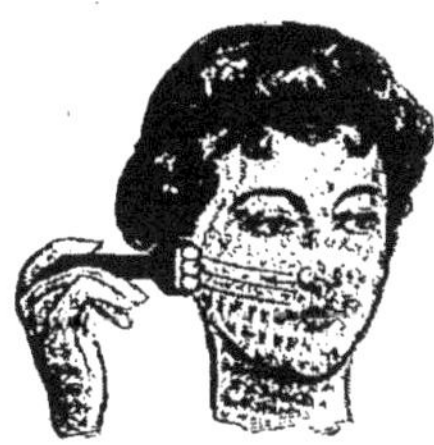

Fig. 9 Fig. 10

Fig. 9. — Masser les parties *entre l'oreille, le nez et le coin de la bouche*. Mouvement de résultats excellents contre les rides de la bouche et du nez.

Fig. 10. — Masser *les coins de la bouche*.

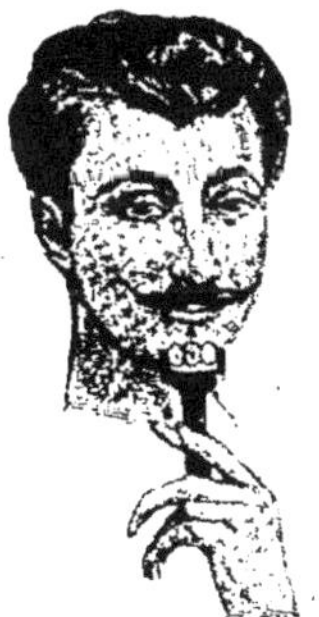

Fig. 11

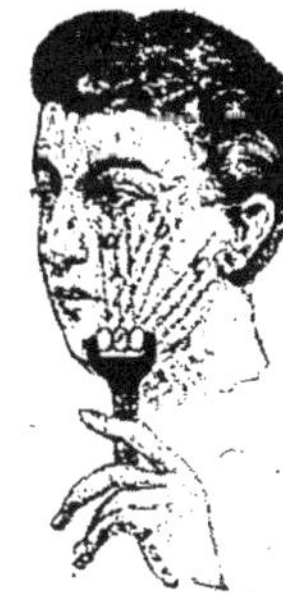

Fig. 12

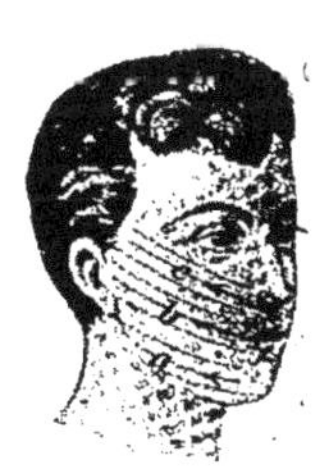

Fig. 14

Fig. 11. — Masser *entre le menton et la lèvre.*

Fig. 12. — Masser *les joues*, d'abord de bas en haut, ensuite

Fig. 14. — Masser *les joues*, en partant du nez et de la bouche.

Avis important : *Ces mouvements devront être répétés avec l'appareil à vibration AA.*

APPAREIL B

(Voir son emploi, page 14 chapitre V)

A l'égard des Dames se servant de nos Produits, le secret professionnel est observé dans toute sa rigueur.

APPAREIL C

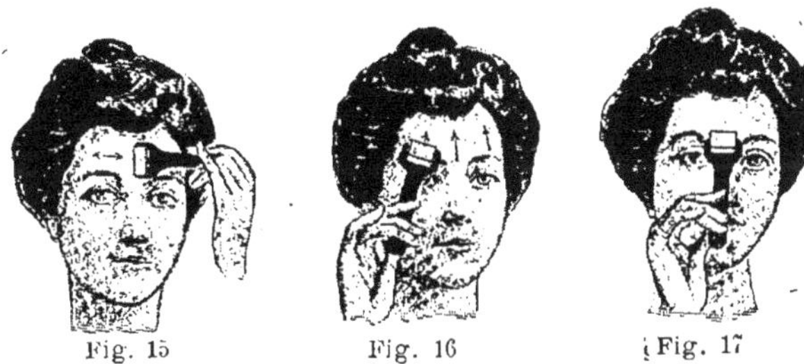

Fig. 15 Fig. 16 Fig. 17

Fig. 15. — Masser *le front* à partir du milieu, à droite et à gauche.

Fig. 16. — Masser *le front* de bas en haut.

Fig. 17. — Masser *le front* au-dessus du nez entre les sourcils, d'abord de bas en haut, puis de droite à gauche et retour.

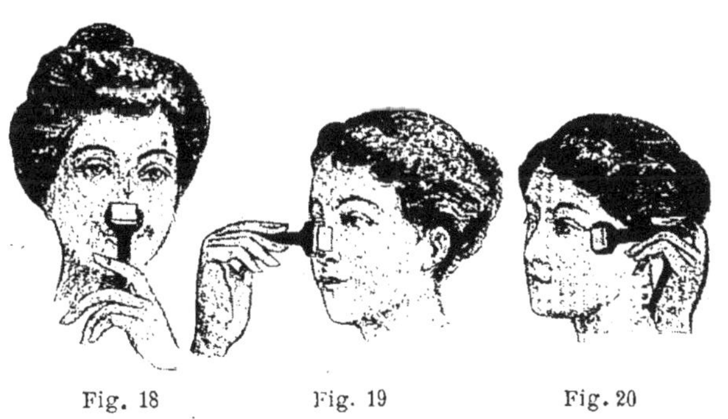

Fig. 18 Fig. 19 Fig. 20

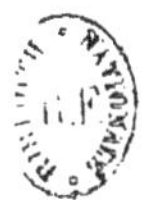

Fig. 18. — Masser *le nez*, passes légères et courtes.

Fig. 19. — Masser *les narines*, seulement de la pointe vers la joue.

Fig. 20. — Masser *les tempes* vers les pattes d'oie en commençant au coin des yeux.

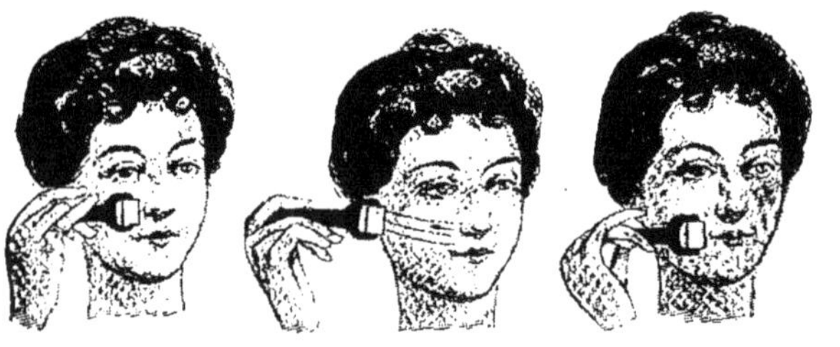

Fig. 21 Fig. 22 Fig. 23

Fig. 21. — Masser *à côté des narines* de çà et de là, puis en partant du nez vers les oreilles, comme le montre la figure 22.

Fig. 23. — Masser les *coins de la bouche*, légères passes de çà et de là.

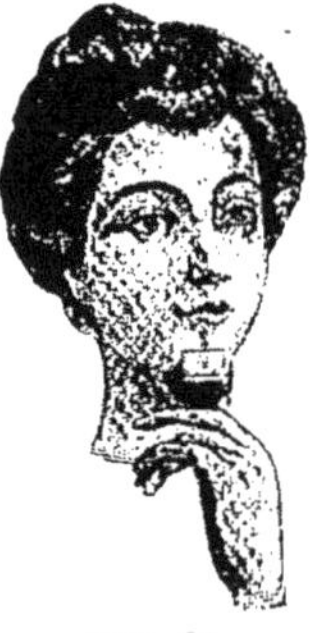

Fig. 24

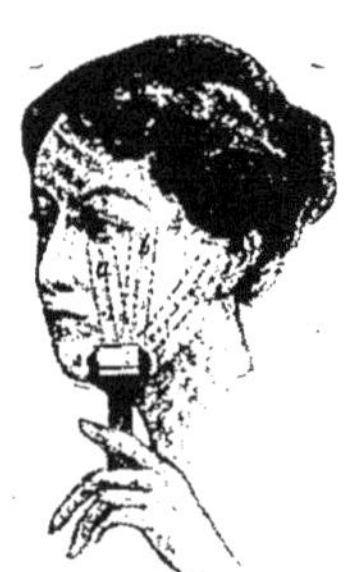

Fig. 25

Fig. 24 et 25. — Le *double menton* se masse d'abord avec l'appareil A, ensuite avec l'appareil C ;

d'abord en partant du menton en bas, ensuite de côté de çà et de là.

Recommandation spéciale

On se sert successivement des appareils A, A A, B I, B II, B III, C, D, les figures de 1 à 12 indiquent leur ordre gradué et la façon de masser chaque partie du visage.

Les flèches indiquent la direction des lignes de massage. Une simple flèche indique qu'on doit masser dans un seul sens, celui qu'indique la pointe; une double flèche montre qu'il faut masser dans deux sens

A l'égard des Dames se servant de nos Produits, le secret professionnel est observé dans toute sa rigueur.

CHAPITRE VI

Indications complémentaires

Le massage du visage en corrige les imperfections et garantit des atteintes de l'âge ou de la maladie; tel que nous l'avons indiqué il est très efficace; cependant, en certains cas, il est nécessaire de varier la façon de se servir de l'appareil, la durée et l'énergie du massage. On procède d'abord suivant les indications énoncées ci-avant. On observera ensuite celles qui vont suivre.

I. — *Pour les rides.* — Après avoir massé l'ensemble du visage, on insiste davantage sur les endroits où elles se trouvent; on opère en long et en travers (fig. 15, 16, 17, 20, 21, 22).

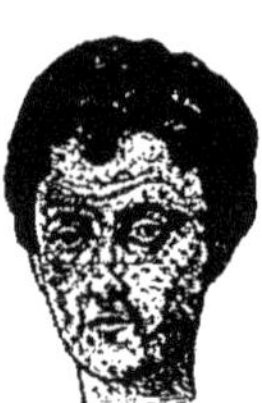

Fig. 27

II. — *Maigreur du visage et teint fané* (fig. 12, 14). — On masse suivant les règles générales. Néanmoins, on appuie modérément. On se sert de l'appareil de massage à vibrations. Pendant assez longtemps. Le bâton est très peu employé dans ce cas.

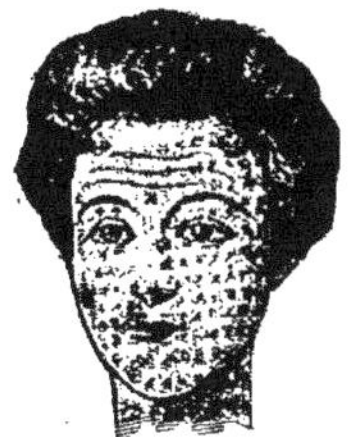
Fig. 28

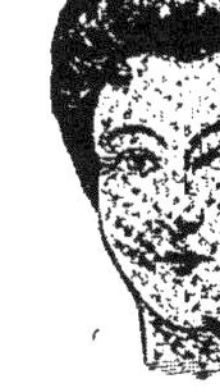
Fig. 29

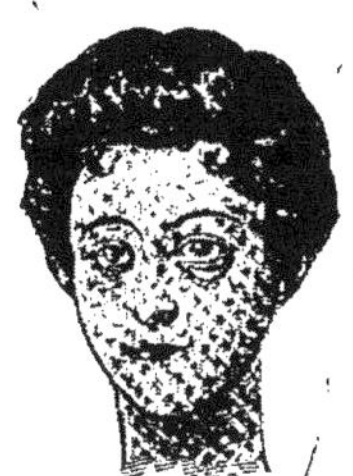
Fig. 30

III. — *Embonpoint du visage.* — Massage énergique, surtout avec le bâton et les appareils A A et C. On refoule les parties trop charnues vers le bas et du centre du visage vers les côtés. Le cou aussi se masse du haut en bas.

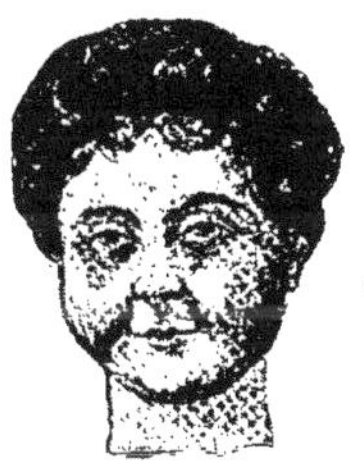
Fig. 31

IV. — *Double menton.* Est il quelque chose de plus disgracieux, de plus absolument contraire à la beauté que le double menton, signe indéniable des approches de l'âge chez les femmes ? Souvent même, cette ampleur exagérée du menton a un complément de laideur : les bajoues, qui, quelle que soit la beauté des yeux, la finesse du nez, la fraîcheur des lèvres, donnent à la femme un air de décrépitude d'un effet déplorable. Grâce, cependant, à notre massage, fait *consciencieusement et régulièrement*, suivant la précédente indication, le menton et le contour des joues recouvreront la rondeur, la pureté des lignes de la jeunesse.

V. — *Le nez*, comme nous l'avons dit plus haut, peut être affligé des pires désagréments : couleur rouge violente, bourgeons, tannes, verrues, etc., sans parler des caprices de dame Nature, et l'on peut dire que, là plus que partout ailleurs, elle a donné libre cours à sa fantaisie. Mesdames, de quelque défaut ou accident fâcheux soyez-vous atteintes, soumettez-vous à notre méthode avec confiance ; elle vous donnera des résultats merveilleux et inattendus. Il est certain que si le célèbre Cyrano de Bergerac avait connu notre petit appareil à cylindres, spécial pour le massage du nez, il eût pu, et avec succès, déclarer son amour à Roxane, car nous pouvons à loisir modifier la forme de cet appendice.

Le massage du nez se pratique avec l'appareil A.AA de bas en haut verticalement, et de droite à gauche horizontalement. Quant aux taches ou défauts accidentels, on les supprime facilement par un mode de vaporisation, création de notre Institut, où l'on peut se procurer l'appareil à vaporiser (*Page 31*).

VI. — ***Peau rugueuse***, luisante, taches de rousseur, pustules, couperose, massage médical avec traitement spécial par des vaporisations à l'eau de toilette Récamier (1).

VII. — *Migraines et névralgies.* — Rien n'est plus radical et moins inoffensif pour ces maux, que le massage fait scrupuleusement et selon les règles, surtout avec les appareils A, C, D.

VIII. — On traite les peaux exsangues, grises, parcheminées par un massage approprié et par des vaporisations. Employer énergiquement les appareils AA et B1.

IX. — On fait disparaître la maigreur ou l'obésité. Le massage a en effet pour but de tout remettre dans l'ordre normal et par conséquent c'est un remède qui corrige les deux excès. Pour connaître les détails particuliers de ce traitement, prière de s'adresser à notre Institut.

X. — Massage des excroissances et des cicatrices résultant de la petite vérole, des brûlures et des blessures. Le résultat est toujours favorable, souvent même les traces du mal disparaissent complètement.

XI. — Pour le traitement de la gorge, des épaules et des bras, compléments obligatoires d'un joli visage, notre Direction peut, selon votre cas, vous donner les conseils et les indications nécessaires pour vous traiter efficacement.

(1) Voir notre appendice *Les soins de la peau.*

CHAPITRE VII

RÉSUMÉ
SUR
Les Soins à donner à la Peau
ET LES
Spécialités de la Parfumerie Récamier

La nature toujours variée a créé des milliers de visages différents. C'est pourquoi il n'y a pas de règle absolue de Beauté. Mais, ce que vous ne pouvez pas vous dispenser d'avoir, Mesdames, c'est un teint clair, une peau fraîche et douce. La peau du visage, surtout, étant exposée à toute les influences étrangères, à toutes les intempéries, doit être l'objet de soins spéciaux. Avant toutefois d'entrer dans aucun détail, nous établirons un principe : pour avoir un joli teint, il faut jouir d'une bonne santé. Il faut que le corps remplisse toutes ses fonctions complètement et avec exactitude. L'alimentation joue aussi un grand rôle dans cette question. Ici encore, nous ne pouvons rien déterminer : une personne obèse et de teint coloré ne saurait être soumise au même régime qu'une personne sèche et pâle. La direction vous donnera les conseils nécessaires à suivre. Evitez aussi les fatigues et les veilles prolongées, mais, soumettez-vous, quelque soit votre tempérament, à un exercice de massage modéré et quotidien.

Notre méthode de massage s'applique principalement au traitement des muscles. Pour en compléter l'œuvre bienfaisante et réparatrice, il est aussi nécessaire de soumettre la peau à des soins constants et éclairés.

Il ne suffit pas de cultiver son jardin, d'en extirper les pierres ou les mauvaises herbes, il faut encore par des arrosages fréquents et bien réglés y entretenir l'humidité. De plus, chaque terrain selon sa nature, a besoin d'une nourriture, d'un engrais approprié. Tel sol gras et lourd n'exigera pas les mêmes produits qu'une terre sèche et pauvre : il en est ainsi de la peau du visage.

L'épiderme est percé d'une infinité de trous imperceptibles nommés pores. Ces pores activent et favorisent l'action de la transpiration ; ils puisent en même temps dans les tissus adipeux des substances graisseuses propres à la nutrition et à la souplesse de la peau. Il est donc aisé de comprendre que, si ces mille petites ouvertures sont obstruées par un dépôt accumulé de sueur, de poussière et de graisse, la peau ne pourra qu'incomplètement remplir ses fonctions et en souffrira forcément. Les soins minutieux de propreté assureront seuls le bon fonctionnement cutané. Vous souriez, Mesdames. Point n'est besoin, dites-vous, de nous faire pareille recommandation. Eh bien ! aimables lectrices, nous avons le regret de vous dire que la plupart d'entre vous ne savent pas se laver. En effet, tandis que vous soumettez votre corps à des bains prolongés, votre visage se contente le plus souvent d'une lotion rapide à l'eau pure ou additionnée d'une essence quelconque, soit avec une serviette, soit avec une éponge. Et, cette partie qui est la plus exposée aux impuretés de l'air, que vous soumettez encore aux influences néfastes de mille produits dangereux, ne se trouve débarrassée qu'imparfaitement de tous ces corps étrangers qui obstruent les pores et causent en peu de temps les rides, les éruptions, les pustules, etc.

Notre *Eau de Toilette Récamier* répond au premier de ces besoins. Employée quotidiennement, elle constitue par excellence l'hygiène de la peau. A base de suc de fleurs d'oranger, elle est souverainement adoucissante et son action bienfaisante s'exerce avec succès contre la couperose, la boursouflure des paupières. Elle est un préservatif certain contre le hâle, les brûlures du soleil et les morsures du vent. Elle est particulièrement nécessaire aux personnes séjournant au bord de la mer ou dans les montagnes.

Pour favoriser et compléter les bons effets du massage facial, pour ranimer les épidermes anémiés et appauvris, nous avons trois produits très efficaces et dont nous garantissons à nos lectrices le succès certain :

1° *Fortifiant Récamier* qui régularise et excite les échanges nutritifs nécessaires au bon fonctionnement du système cutané. Il est indispensable pour rendre à la peau sa coloration, sa souplesse et son velouté. Après une longue maladie, à la suite de grandes fatigues ou lorsque des circonstances quelconques, voyages par exemple, ont obligé à négliger les soins quotidiens de la peau, préservatif et curatif, il est le tonique et le fortifiant par excellence. Beaucoup de personnes dont la peau était creusée et pour ainsi dire corrodée par l'emploi des fards et des poudres, agents de désagrégation, ont expérimenté les bienfaisants effets du fortifiant Récamier.

Associé au massage du visage la vaporisation faciale, qui donne des résultats merveilleux. (Voir traitement spécial page 30).

2° La *Crème Récamier* défie tous les produits analogues par sa composition unique à l'huile essentielle de fleurs d'oranger. Elle s'emploie de deux façons, soit que l'on veuille préparer la peau au massage, la corriger des effets des ans ou simplement la préserver du contact direct de l'air humide, piquant ou desséchant. Dans le premier cas, on enduit tout le visage, soit avant le massage, soit avant de se coucher. On se sert pour cela d'un linon fin, mais on a eu soin préalablement de se laver soigneusement (1). Dans le second cas, on opère de même, mais seulement après la toilette du matin. On fera bien d'en user ainsi pour les mains rouges et durcies. Si vous vous décolletez le soir, la Crème Récamier, communiquera à votre cou, à votre gorge, à vos épaules la blancheur liliale et satinée, rêvée par toutes. N'est-ce pas, Mesdames ?

---

(1) En préférence avec de l'eau tiède et seulement avec de l'eau froide si on a ajouté de l'Eau de Toilette fortifiante Récamier.

3° La *Poudre Récamier*. Enfin, l'effet sera complété par un nuage de Poudre Récamier, que, selon votre carnation vous prendrez, Rose, Blanche, Rachel ou incarnate (1). Composée à la fleur de riz la plus pure, c'est le produit le plus fin, le plus beau, le plus délicat que les dames puissent rêver. Manipulée spécialement d'après une formule unique par le savant chimiste de l'Institut, cette poudre, par ses qualités tonifiantes et adoucissantes, défie toute concurrence. Impalpable et parfaitement adhérente en même temps qu'invisible, la peau, grâce à elle, acquiert une douceur, une fraîcheur et un duveté incomparables.

De plus, son parfum discret, quoique persistant, et surtout nouveau, la recommande spécialement aux élégantes.

4° *Savon Récamier*. Beaucoup d'entre vous redoutent et avec raison l'emploi du savon pour la toilette du visage. Chaque jour une invention, une réclame nouvelle nous annonce des résultats prodigieux. Nous ne déclarons pas les savons mauvais. Quelques-uns mêmes sont excellents, mais encore faut-il les connaître. Toujours en quête du mieux, nous avons, après de patientes recherches, créé *le Savon Récamier*. Les peaux les plus délicates s'en trouvent bien, car ce savon, préparé au suc de fleurs d'oranger et à l'huile vierge de violettes de Nice, se recommande

(1) Couleur chair La poudre Récamier Incarnate est un produit spécial d'une teinte exceptionnelle, produisant des effets merveilleux sur l'épiderme de la Brunette.

non seulement par la finesse de son parfum, mais encore par le choix des matières premières composant la pâte du savon. Il est doux, onctueux, mousse abondamment et communique à la peau un velouté et une fraîcheur très recherchés du monde élégant.

Donc, pour les soins du visage, le laver minutieusement à l'aide du Savon Récamier. On peut, si l'on veut, corriger et antiseptiser l'eau avec quelques gouttes de l'Eau de Toilette Récamier. (Voir Eau de Toilette Récamier.)

Il est un autre moyen propice à faciliter les fonctions de la peau et à lui assurer la souplesse et la finesse. *Ce sont les bains de vapeur.* La célèbre Patti, prétend ne devoir sa fraîcheur de jeune fille, aux portes de la soixantaine, qu'à ce moyen employé quotidiennement. La vapeur a sur la peau une influence à la fois adoucissante et fortifiante. Sous l'action de la chaleur humide, les pores se dilatent, s'ouvrent, livrant passage aux impuretés qui les obstruent.

Nous croyons être agréable à nos aimables lectrices en mettant à leur disposition un appareil tout nouveau et très perfectionné, créé par notre Institut et remplissant toutes les conditions pour permettre de prendre chez soi, sans dérangement appréciable, ces bains de vapeur si efficaces. (Voir l'explication et la gravure.)

CHAPITRE VIII

APPAREIL SPÉCIAL POUR LES BAINS DE VAPEUR DU VISAGE

DÉPOSÉ. BREVETÉ S. G. D. G. DÉPOSÉ.

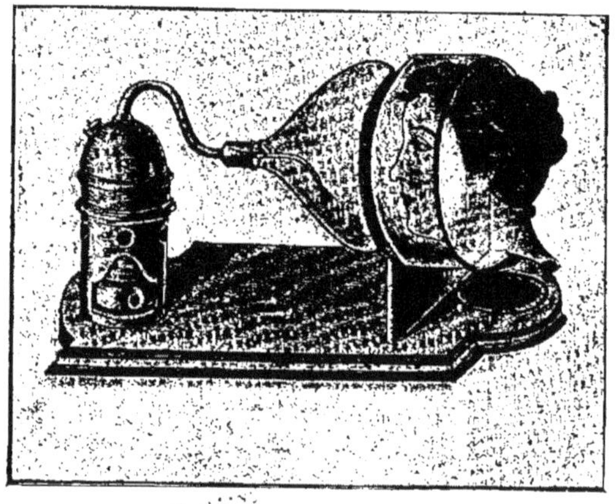

L'appareil doit être placé sur une table ou sur un meuble de manière que le visage de la personne assise puisse facilement être introduit dans le récipient de verre.

On dévisse ensuite la petite chaudière que l'on remplit aux deux tiers d'eau pure, d'eau de pluie ou mieux encore, si l'on veut obtenir des effets curatifs, on ajoutera à l'eau, une cuillerée d'*Eau de Toilette, fortifiant Récamier*. Après avoir revissé la petite chaudière en ayant bien soin que le tuyau conducteur de la vapeur pénètre bien dans le récipient de verre, on allume la petite lampe à esprit de vin et l'on attend l'ébullition de l'eau. On place alors la tête dans le récipient le plus profondément possible ; le cou doit être à nu. On peut, si l'on veut, pour éviter de mouiller les cheveux, faire usage d'un bonnet de bain; afin de ne perdre aucune parcelle de vapeur, il est nécessaire de recouvrir le haut de la tête et la nuque d'une serviette.

La durée des Bains doit être de 8 à 10 minutes.

L'opération terminée on devra lotionner le visage avec de l'eau tiède.

Si l'air est froid au dehors, on fera bien d'attendre environ une demi-heure avant de s'y exposer.

Ces bains de vapeur redonnent la vitalité au réseau sanguin du visage, regonflent les veines d'un sang riche et généreux et par là fortifient l'épiderme.

Ainsi, quelles que soient les causes qui aient provoqué les rides et les défauts de vos visages, Mesdames, qu'ils soient prématurés, accidentels ou normaux.

Le massage Récamier et les Bains de vapeur facials Récamier, les remédieront immanquablement et radicalement.

Tout à vous pour la Beauté et la Santé.

Prof. Dr BERGMAN.

CHAPITRE IX

APPAREIL DE MASSAGE JAPONAIS

" AMMA "

POUR LE CORPS

LE MEILLEUR DU MONDE ENTIER

Composé de Boules

BREVETÉ S. G. D. G. MARQUE DÉPOSÉE

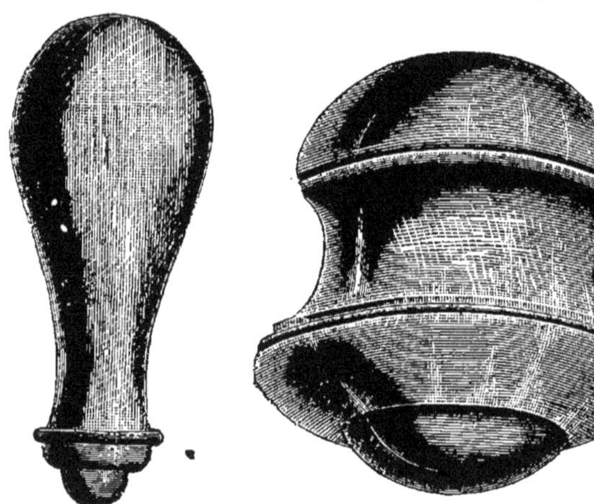

Tous ceux qui ont visité le Japon, ce pays si merveilleux et si original, connaissent certainement cette association d'aveugles, appelée Amma, répandue par toute l'île, et qui a le monopole exclusif du massage. On les voit, hommes et femmes, cheminant dès l'aube ou à la tombée du jour, dans les rues, s'avançant en tâtonnant à l'aide d'un bâton. Ils annoncent leur passage par les sons plaintifs d'une flûte de bambou. Les clients les appellent, car le massage est un remède de longue date, en honneur chez les Japonais, qui l'emploient contre les maux d'estomac, les affections articulaires et l'affaiblissement.

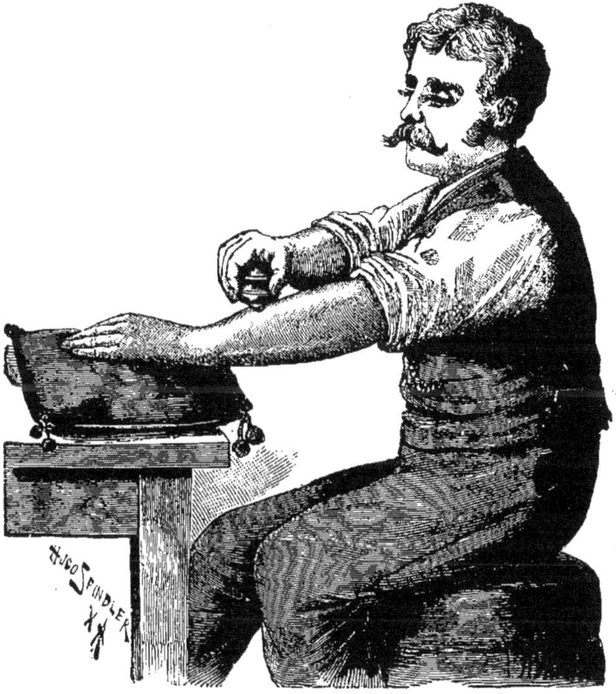

Ces pauvres Ammas sont très peu payés, et pour gagner leur vie, ils doivent fournir de longues heures d'un travail exigeant un grand déploiement de forces. Il y a plusieurs années, un Japonais découvrit un système de massage à boules, qui, tout en donnant d'excellents résultats, ne nécessitait qu'un effort presque nul.

Nous avons longtemps voyagé au Japon, nous y avons étudié le jeu et l'application de cet appareil. Nous en avons même rapporté un grand nombre d'exemplaires qui, approuvés et recommandés par les sommités médicales, sont aujourd'hui d'un usage courant en France.

Les médecins le recommandent aux convalescents dont les muscles sont relâchés, aux goutteux, rhumatisants, aux personnes souffrant de névralgies ou de tout autre affection nerveuse. Il est très bon pour les courbatures causées par le surmenage et les fatigues, après une opération chirurgicale, une luxation, une fracture. Il s'emploie avec succès contre l'ankylose. Enfin, où son emploi est nécessaire, où son action est indispensable et s'exerce avec le plus d'efficacité, c'est dans le traitement de la constipation, *mal de plus des trois quarts de l'humanité et source presque unique de tous les maux qui la désolent.*

Le principe de cet appareil est une boule remplie de plomb, enfermée dans une autre boule plus grande et qui, quand on la conduit avec la main, tourne dans tous les sens sur la peau et exerce une pression plus régulière et plus égale que la main du masseur.

CHAPITRE X

BOULES CREUSES EN BOIS POUR LE MASSAGE DE L'ABDOMEN

APPAREIL RECOMMANDÉ PAR DE NOMBREUSES SOMMITÉS MÉDICALES

Diamètre : 9cm	10cm 1/2	12cm
Poids : 1kg 1/2	2kg 1/4	3kg

Ces boules creuses sont préférables à celles de fer, parce que qu'on peut régler exactement leur poids. Mais leur avantage capital, c'est qu'elles s'échauffent d'elles-mêmes par le frottement, tandis que les

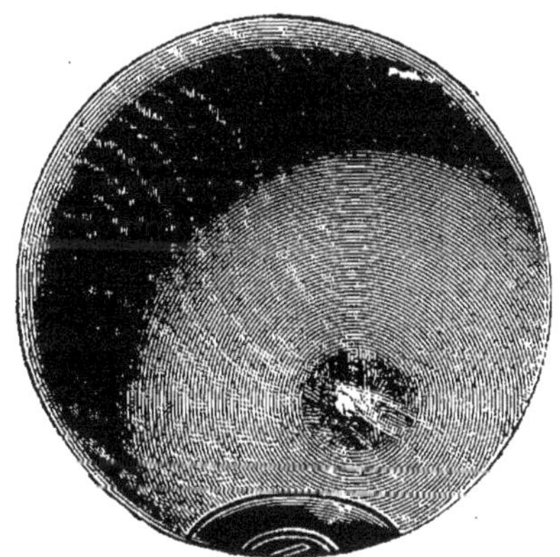

boules de fer tendent toujours à se refroidir, bien qu'on prenne la précaution de les recouvrir de drap ou de cuir souple.

Ces boules sont remplies de plomb de chasse qui, pendant le roulement de l'appareil, demeure, en raison de son poids, toujours en bas et exerce sur le corps une pression égale et constante.

Voici ce qu'écrit un membre du conseil d'hygiène relativement à cet appareil :

« Nous avouons franchement avoir d'abord hésité à croire à tous ces avantages si vantés. Après expérience, tous nos scrupules ont entièrement disparu.

Pour vous, mesdames, *la constipation, c'est l'ennemie la plus redoutable de la beauté.* Un moyen facile est mis à votre portée, ne le dédaignez pas.

A l'égard des Dames se servant de nos Produits, le secret professionnel est observé dans toute sa rigueur.

L'Auto-Masseur à Boules
élastiques

DÉPOSÉ BREVETÉ S. G. D. G. DIPLÔMÉ

L' *Auto-Masseur* peut être employé comme appareil d'entraînement pour les *Muscles*, la monture étant en fort caoutchouc garni, et par conséquent élastique.

(Ne pas à confondre avec un appareil similaire non élastique).

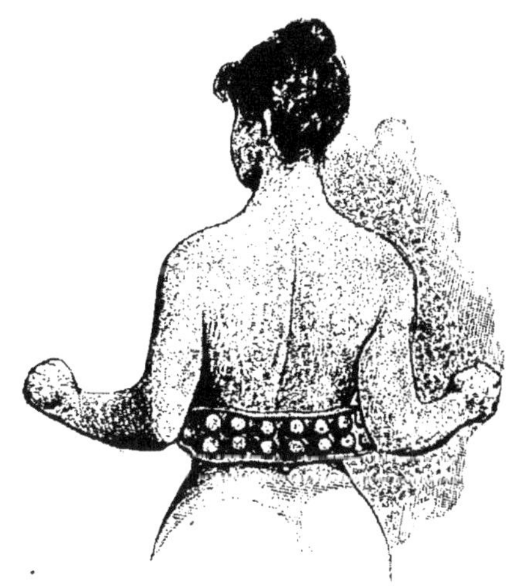

LE MASSAGE DES REINS

Comme tel, il rend les mêmes services que les appareils spécialement construits pour la gymnastique en chambre, en vue de fortifier les muscles. Approuvé par les sommités des célèbres Instituts de Thérapeutie et Massage.

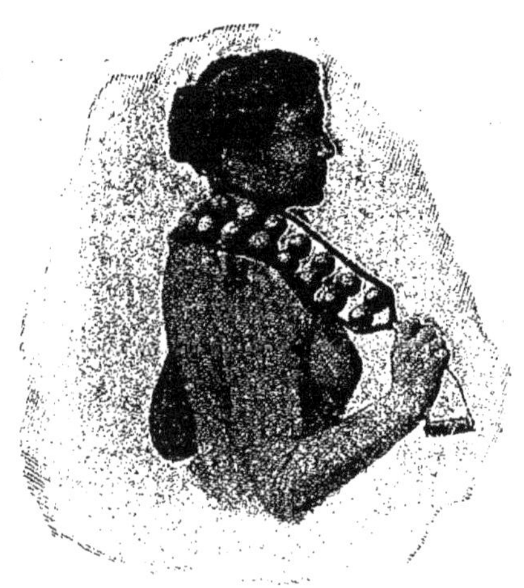

LE MASSAGE DE LA NUQUE ET DES ÉPAULES

IMP. CAMIS. 172, QUAI DE JEMMAPES. PARIS

PRIX-COURANT

APPAREILS RÉCAMIER pour le Massage.

1° En Ivoire vierge et Ecrin riche	150 fr.
2° En Ebène et rouleaux Ivoire	75 »
3° En Ebène et rouleaux Buis	50 »

APPAREILS RÉCAMIER par pièces, sans écrin :

1° **Ivoire vierge.** Appareil B I et B III	35 »
— — C	30 »
— — A et D	40 »
— — AA	40 »
2° **Ebène et Ivoire.** Appareil B I et B III	17 50
— — C	12 50
— — A et D	25 »
— — AA	20 »
3° **Ebène et Buis.** Appareil B I et B III	10 »
— — C	7 50
— — A et D	15 »
— — AA	17 50

APPAREIL SPÉCIAL pour les Bains de Vapeur du Visage.

Modèle de luxe, avec Cloche de cristal	50 »
Modèle pour le Voyage, avec Cloche pliable en soie Gloria	30 »

APPAREIL DE MASSAGE JAPONAIS "AMMA".

En quatre grandeurs . . . 3 », 4 », 5 » et	6 »

BOULES CREUSES en BOIS pour le Massage de l'Abdomen.

Pour les Personnes constipées.

En trois grandeurs pour poids différents . . 6 », 7 50 et	10 »

L'AUTO-MASSEUR à boules élastiques	12 50

PARFUMERIE RÉCAMIER

Tous les produits sont livrés parfumés ou sans parfum.
Le parfum des produits Récamier est un mélange extrêmement bien réussi du doux et discret parfum des fleurs d'Oranger et des Violettes de Mars.

CRÈME RÉCAMIER.

1° Qualité spéciale pour le Massage, le grand pot	6 »
2° — pour la toilette —	10 »
— — le petit pot	5 »

POUDRE RÉCAMIER, 4 nuances.

Blanc, Rosé, Chamois	5 fr.
Incarnat (nouvelle nuance)	10 »

EAU DE TOILETTE RÉCAMIER.

1° Grand Modèle	20 »
2° Modèle moyen	10 »
3° Modèle de Voyage, très pratique	7 50

EAU FORTIFIANTE RÉCAMIER pour Cou et Poitrine.

Modèle unique	10 »

SAVON RÉCAMIER pour la Toilette.

Qualité exquise, le pain	3 fr.
— — le carton de 3 pains	8 »
Qualité spéciale pour les mains, le pain	1 50
— — le carton de 3 pains	4 »

SAVON "LAIT COMPRIMÉ" nouvelle Invention. Pour le Bain.

Le pain	2 »
Le paquet de 3 pains	5 »

PARFUM CONCENTRÉ QUADRUPLE
Bouquet " Madame Récamier " pour le Mouchoir.

En 3 grandeurs	5 », 7 50 et 10 »
Le grand modèle, flacon cristal	20 »

PARFUM QUADRUPLE, Bouquet de Violettes Récamier.

En 3 grandeurs	5 », 7 50 et 10 »
Le grand modèle, flacon cristal	25 »

Ces parfums existent aussi en qualité spécialement adaptée pour le Vaporisateur.

LOTION " RÉCAMIER " pour l'Hygiène de la Chevelure.

Produit nouveau, *sans alcool*, le petit flacon	5 »
— — le grand flacon	10 »
Produit avec alcool, le petit flacon	5 »
— — le grand flacon	10 »

VINAIGRE EXTRA-VIEUX " RÉCAMIER "
pour Toilette, Ablutions, etc.

Produit inédit, le petit flacon	5 »
— modèle moyen	7 50
— le grand flacon	10 »

POUDRE DENTIFRICE " RÉCAMIER "
ROUGE LUMIÈRE, ROUGE DE SOLEIL.
ESSENCE DE MYRRHE — SACHET " RÉCAMIER "
ou Eau dentifrice " Récamier " — Éventails parfumés
BANDELETTES GRECQUES
contre les Défauts de Forme et d'Épiderme.

Pour le Front,
Pour le Nez,
Pour les Joues,
Pour la Face entière,
Pour le Cou et les Seins,

GANTS " Madame Récamier "
Pour affiner les Doigts.

MANICURE " Madame Récamier "
Nouveaux Instruments, nouveaux Systèmes.

Tampon pour les Ablutions, Chiffons fins pour le Massage.

N. B. — En dehors des Spécialités susnommées, nos clients trouveront dans nos Salons une série de préparations inédites que nous ne pouvons mentionner ici, faute de place.

IMP. CAMIS-PARIS-ANGERS.

www.ingramcontent.com/pod-product-compliance
Ingram Content Group UK Ltd.
Pitfield, Milton Keynes, MK11 3LW, UK
UKHW020216200726
13856UKWH00004B/1423

9 782013 089562